AF373275

DES ECCHYMOSES SOUS-PLEURALES

DE LEUR VALEUR EN MÉDECINE LÉGALE

Rapport présenté à la Société de médecine légale

Par le Dr A. LEGROUX

Professeur agrégé, médecin des hopitaux.

Messieurs,

Avant d'entrer dans le vif de la question, je crois utile de vous rappeler dans quelles circonstances la Société de médecine légale a jugé nécessaire de reprendre l'étude des ecchymoses sous-pleurales.

Dans la séance du 9 mars 1874, notre honorable collègue, M. Tenneson, a lu un rapport sur un cas de pendaison relaté par M. le docteur P. Charpentier de Lagny. Un enfant de treize ans ayant été trouvé pendu dans un jardin, peu après son déjeuner, M. le docteur Charpentier s'était demandé, en raison de certaines circonstances que je ne rappellerai pas ici, si la mort était bien le résultat d'un suicide ou si elle était due à un crime. M. Tenneson, discutant les différents renseignements fournis par l'autopsie et en particulier la valeur d'une ecchymose sous-pleurale de 3 millimètres sur 5 trouvée à la partie moyenne du poumon gauche et d'un emphysème étendu des deux poumons, déclarait ne pouvoir accorder à une ecchymose non plus qu'à l'emphysème une valeur suffisante pour conclure dans ce cas particulier au crime, ainsi que certaines affirmations de M. Tardieu autoriseraient à le faire si l'on en exagérait la portée. M. Tenneson insista sur la nécessité de préciser la valeur des lésions pulmonaires dans les trois genres de mort violente par asphyxie : la suffocation, la strangulation et la pendaison. Notre regretté collègue, le professeur Béhier, s'associant aux conclusions de M. Tenneson, demanda que des expériences fussent faites pour élucider cette question.

1

Dans la séance du 8 juin de la même année, M. le docteur Riant a donné une remarquable analyse d'un travail important du docteur Page (d'Édimbourg), intitulé : *De la valeur de certains signes observés dans les cas de mort par suffocation.* Enfin, dans la séance du 13 juillet, une commission fut nommée à l'instigation nouvelle de M. Gallard, et fut composée de MM. Devergie, Riant, Tenneson, Giraldès et Legroux.

Voilà comment la question des ecchymoses sous-pleurales s'est engagée dans la Société de médecine légale; voyons maintenant comment on peut espérer la résoudre.

Je diviserai mon rapport en trois parties : dans la première j'étudierai les ecchymoses sous-pleurales en général, leurs caractères, puis les circonstances quelconques dans lesquelles on les rencontre; dans la seconde, je vous rappellerai le rôle qu'on leur a attribué dans la solution de certaines questions médico-légales, j'exposerai les opinions adverses et les faits sur lesquels elles s'appuient; enfin, dans la troisième partie, je décrirai les expériences et les recherches auxquelles je me suis livré pour vous soumettre, en dernier lieu, la conclusion à laquelle je crois que l'on doit se fixer définitivement.

PREMIÈRE PARTIE.

CARACTÈRES DES ECCHYMOSES SOUS-PLEURALES. — DE LEUR FRÉQUENCE.

Disons tout d'abord qu'il ne s'agit ici que des ecchymoses disposées sous le feuillet viscéral de la plèvre, la plèvre pariétale n'en présentant pas.

Les suffusions sanguines que l'on peut observer à la surface des poumons se rencontrent sous plusieurs aspects : tantôt ce sont des taches d'un rouge cerise ou noirâtre, d'une étendue assez considérable, irrégulières, à contours bizarres, festonnés, reposant ou non sur une base indurée,

c'est-à-dire n'étant que de simples nappes sanguines super-
ficielles, ou bien formant la surface externe de grands
épanchements profonds, de noyaux apoplectiques formés
dans le parenchyme pulmonaire; tantôt les suffusions, au
lieu d'être étendues et de ressembler à celles qui résultent
des fortes contusions de la peau, se rapprochent par leur
aspect, leur forme, leur disposition des taches de purpura
ou des sugillations hémorrhagiques. En effet, ces dernières,
les plus intéressantes au point de vue que nous envisa-
geons, sont constituées par des taches de couleur rouge
sombre ou rouge vif carminé, quand on les examine à
l'état frais, souvent entourées d'une auréole rosée, de telle
sorte que la tache est alors foncée à son centre et de plus
en plus claire à la périphérie; ces taches ont la forme
arrondie d'une tête d'épingle noire que l'on verrait par
transparence; quelquefois, plus petites, elles ne forment
qu'un point; plusieurs de ces taches étant très-rapprochées
se fusionnent et le bord de la plaque ainsi constituée par
agglomération est festonné; quelquefois elles ressemblent
à des étoiles; enfin, elles peuvent être linéaires ou en coup
d'ongle. — La dimension de ces taches est variable, depuis
celle d'un point imperceptible (ecchymoses ponctiformes,
pointillées, ponctuées) jusqu'à celle d'une lentille (tache
lenticulaire) et même celle d'une pièce de 20 centimes,
de 50 centimes et 1 franc. — Leur nombre est également
des plus variables : parfois on ne rencontre qu'une ecchymose plus ou moins large, tantôt il y en a tout au plus quatre,
cinq, dix, une vingtaine disséminées sur la surface totale
des poumons; ailleurs on en constate un véritable semis
dans l'intervalle des suffusions d'une étendue plus considérable. Leur lieu d'élection semble être particulièrement les
bords tranchants des lobes pulmonaires, surtout des lobes
inférieurs ou la base concave en rapport avec le diaphragme, les surfaces convexes postérieures ou celles con-

tiguës des lobes, moins souvent les faces convexes anté-
rieures, plus rarement les sommets et le hile pulmonaire.

Dans ces différents points les taches sanguines sont disposées isolément et au hasard, ou bien elles sont groupées
en petit nombre, par îlots de quatre ou cinq, dont quelques-unes se fusionnent avec leurs voisines; enfin elles sont
parfois si nombreuses, si fines, que la surface de la plèvre
semble criblée à la façon de certains marbres granités que
les peintres imitent en projetant leur couleur par un coup
sec du pinceau tenu comme un goupillon. Il est bien en-
tendu que nous ne confondons pas ici un aspect analogue
qui provient des dépôts de pigment noir.

Si l'on examine avec soin le poumon, après avoir lavé et
essuyé sa surface, on constate que ni la pression, ni le la-
vage, ni le grattage ne font disparaître les taches; cependant il faut savoir que sur les pièces fraîches, ainsi qu'on
l'observe sur les animaux qui viennent d'être sacrifiés,
beaucoup de ces taches disparaissent quand on ouvre le
cœur, quand on coupe les gros vaisseaux pulmonaires, ou
bien encore quand on insuffle les poumons immédiatement. Il n'en est pas de même lorsque les lésions sont
moins récentes, lorsqu'on pratique l'autopsie longtemps
après la mort : le sang a perdu sa fluidité, les coagulations
sont complètes, les taches dès lors ne disparaissent plus
par la section des vaisseaux ou l'insufflation; au contraire,
même si parfois l'aspect ecchymotique s'est un peu atténué
sous l'influence de la putréfaction, l'insufflation du parenchyme pulmonaire les rend plus perceptibles, ou même
permet de les observer alors qu'on n'en soupçonnait pas
la présence. Cette dernière remarque, due à M. le docteur Faure, est de la plus haute importance en médecine
légale.

Il n'est plus rare en effet de voir des poumons ayant pris
un aspec tecchymotique trompeur : la surface de ces or-

ganes est marbrée de larges tâches brunâtres, lie de vin, résultant du refoulement du sang vers le système veineux central qui se fait après la mort et de la stase cadavérique. Eh bien ces fausses ecchymoses peuvent toujours, à moins que la décomposition ne soit très-avancée, disparaître par l'insufflation du poumon et l'on peut se convaincre dès lors qu'il ne s'agit pas des véritables ecchymoses, ces dernières devenant au contraire plus appréciables et plus distinctes par cette même opération. On peut donc établir que l'insufflation des organes peut-être dans les cas douteux un moyen de diagnostic important.

De prime abord quand on examine la surface d'un poumon maculé par ces ecchymoses on voit qu'il a conservé son aspect lisse et police, que tient à ce qui la plèvre, la séreuse qui la recouvre est intacte, mais si avec une pince fine on enlève le feuillet séreux, l'on constate que la surface a perdu son miroitement primitif et l'on a sous les yeux le tissu grenu du parenchyme pulmonaire teint par place par l'ecchymose. A la coupe, ces taches sont peu épaisses : c'est à peine si elles pénètrent dans le tissus pulmonaire d'un quart ou d'un demi millimètre.

Si maintenant l'on cherche à définir au moyen du microscope les caractères de ces épanchements sanguins, ainsi que je l'ai fait plusieurs fois, soit sur des poumons désséchés après insufflation, soit sur ces organes durcis dans l'alcool, on reconnaît les particularités suivantes.

La plèvre apparaît soulevée, détachée, séparées des alvéoles et du tissu préalvéolaire de la tranche du parenchyme par un amas de globules rouges pressés les uns contre les autres, et formant une sorte de petite lentille plan convexe, dont la convexité est tournée vers la plèvre et la surface plane repose sur la surface même du poumon.

Les alvéoles voisines sont remplies d'air, leurs interstices sont normaux, si bien que le microscope démontre péremptoirement qu'il s'agit bien là de vraies hémorrhagies sous-pleurales ayant décollé la plèvre de la surface du poumon, mais n'ayant pas pénétré profondément dans le parenchyme alvéolaire.

Je ne parle pas ici de ces suffusions sous-pleurales qui accompagnent les noyaux apoplectiques du poumon; là on retrouverait les caractères microscopiques connus des apoplexies.

Tels sont les caractères généraux des ecchymoses sous-pleurales observés dans les circonstances les plus diverses : maladies, empoisonnements, accidents, suicides ou crimes.

Il est certain que ces ecchymoses s'éffectuent dans le réseau artériel et veineux dénommé réseau extra-alvéolaire ou sous-pleural appartenant aux divisions de l'artère pulmonaire et nullement à celles des artères bronchiques. Le éseau intra-alvéolaire, émanation du réseau extra-alvéolaire ne doit être lésé que secondairement dans les cas où l'apoplexie parenchymenteuse se produit

En même temps que l'on rencontre sous la plèvre les ecchymoses dont nous venons de donner les caractères, on observe généralement, mais à des degrés fort divers, de l'emphysème intra-alvéolaire, surtout aux bords tranchants des lobes, et parfois aussi en plaques à leur surface convexe ou enfin dans la totalité du poumon. D'après les expériences variées que nous avons faites sur les animaux, il nous a paru que l'emphysème était généralement en raison inverse du nombre des ecchymoses, autrement dit que les poumons très-emphysemateux étaient moins ecchymosés que ceux qui étaientss moins distendus.

Dans certaines circonstances que nous aurons à spécifier, en même temps que des ecchymoses sous-pleurales, on peut rencontrer des lésions analogues sur divers autres organes, la surface viscérale du péricarde, la surface du crâne, les méninges cérébrales, la muqueuse stomacale. Nous reviendrons bientôt sur ces lésions observées simultanément avec les ecchymoses sous-pleurales et qui peuvent prendre par leur ensemble une importance spéciale au point de vue médico-légale.

Circonstances nombreuses dans lesquelles on observe les ecchymoses sous-pleurales. — Ces circonstances sont nombreuses et variées : pour mettre de l'ordre dans notre énumération, nous diviserons les ca suivants qu'ils appartiennent aux maladies aux empoisonnements, et aux morts violentes par accidents, suicide ou crime.

Maladies naturelles. — Il semblerait logique que les maladies à dyspnée, la bronchite capillaire, l'asthme, la pleurésie, etc., fussent remarquables par une facile production d'ecchymoses sous-pleurales; il n'en est rien cependant. Les auteurs qui ont décrit avec le plus de soin l'anatomie pathologique de ces maladies ne signalent pas les ecchymoses en question et nous n'avons pas souvenir d'en avoir rencontré dans ces circonstances. A part cette prédisposition constitutionnelle qui s'appelle l'hémophilie, caractérisée par la tendance facile axu pertes et aux épanchements de sang, en dehors des maladies hémorrhagiques, telles que le scorbut, le puspura, la variole noire, etc., le typhus, il semble qu'il n'appartient pas aux maladies d'une certaine durée, dépourvue de caractères de violence et de surprise pour ainsi dire, de favoriser l'éclosion des hémorrhagies sous-pleurales. La circulation cardio-pulmonaire est dirigé par un appareil nerveux si merveilleux et favorisée par des conditions physiques et organiques si souples, dirais-je volontiers, que l'on conçoit que des causes de troubles procédant d'une manière progressive, sans secousses, sans saccades, ne puissent pas produire ces lésions que nous rencontrons au contraire si fréquemment dans les cas de mort violente, brusque. *On our r ait même, ce me semble, établir en principe que les ecchy-*

*moses sous-pleurales sont les indices révélateurs d' une mort
rapide, surprenant l'organisme dans un état de santé normal* ou
en *apparence normal.* Voilà un premier point que je veux
retenir et sur lequel je reviendrai, car à notre point de vue
il a une valeur considérable.

Dans le cadre des maladies naturelles, nous devons ranger
les maladies convulsives, l'éclampsie, l'épilepsie, etc., qui,
elles, se comportent à la façon des traumatismes bien plus
que des maladies à lente évolution. On a signalé l'existence
des ecchymoses sous-pleurales sur des sujets morts au
milieu des convulsions de l'épilepsie, du tétanos, de
l'éclampsie ou toudroyés par l'attaque apoplectique que
cause une grande hémorrhagie cérébrale. La mort, dans
ces cas, est survenue en réalité par le fait d'une violence,
violence effectuée par ou sur le système nerveux encéphalique profondément troublé, violence intérieure que l'on
est en droit de comparer aux violences extérieures qui
tuent en peu de temps. Ces maladies naturelles ne font
donc pas exception à l'aphorisme que nous posions tout-à-
l'heure.

Empoisonnements. — Après les maladies naturelles,
cherchons dans celles que le poison détermine s'il en est qui
s'accompagnent d'ecchymoses sous-pleurales. M. Tardieu et
d'autres ont établi que le phosphore, l'arsenic, le mercure,
le plomb, la digitale pouvaient compter, au nombre des
lésions que leur absorption lente ou rapide provoque, les
taches sanguines à la surface du poumon. Ici les accidents
n'ont pas la brusquerie d'une attaque convulsive ou d'un
traumatisme. C'est en altérant le sang et consécutivement
les vaisseaux, c'est quelquefois en portant son action sur le
cœur ou le système nerveux que le poison favorise la production de ces ecchymoses, à la manière des poisons tellu-
riques ou miamatiques du typhus, du choléra, de la variole

hémorrhagique etc., ou des dyscrasies, telles que le scorbut.

Si d'un côté nous voyons des poisons à action lente provo-
quer ces lésions ecchymotiques, nous savons aussi qu'il en
est de même pour d'autres substances telles que la strych-
nine qui déterminent des accidents convulsifs, des accès de
tétanos rapidement mortels et qui agissent, somme toute, à la
manière des attaques aproplectiques, éclamptiques ou
épileptiques que nous citions tout à l'heure. Nous avons
vu récemment au laboratoire de médecine expérimentale
de la faculté des ecchymoses sous-pleurales ponctuées sur
un chat mort rapidement dans des attaques convulsives
qu'avaient amenées une injection hypodermique de brom-
hydrate de cicutine faite par M. Bochefontaine qui étudiait
cette substance.

Ici donc, encore apparition des ecchymoses sous-pleurales
sous l'influence de certains poisons, altérants du sang ou
du système nerveux, ecchymoses qui viennent encore
déceler pour le médecin que la mort n'est pas le fait d'une
maladie spontanée, vulgaire, ayant eu une certaine durée.

Accidents, suicides ou crimes. — Arrivons maintenant
aux cas de morts, dites violentes, attribuables à des traumatismes accidentels, au suicide ou au crime. Eh bien,
chaque fois que la mort survient brusquement, en peu
d'instants, en 5 ou 10 minutes, on a des chances de rencontrer, quand on les cherche, des ecchymoses sous-pleurales. Dans des cas de chute d'un lieu élevé, d'écrasement par les roues d'une voiture, d'un tramway, ainsi que
j'en ai observé un exemple tout récent aux conférences de
médecine légale qui fait à la morgue M. le docteur Brouardel,
d'ensevelissement sous un édifice écroulé, d'étouffement
dans une foule, de commotion du cerveau avec ou sans
fracture du crâne, déterminée par un coup de masse, par

une pierre qui tombe de haut, on les a signalées déjà plusieurs fois; M. Tardieu lui-même en a donné des observations. Dans d'autres circonstances parfaitement assimilables à des traumatismes, portant leur action rapide sur la circulation, la respiration, ou le système nerveux d'un être peu résistant, je veux parler des morts de fœtus ou d'enfants pendant ou après un accouchement rendu difficile, par malformation ou présentation vicieuse, dans certaines opérations obstétricales (craniotomie, céphalotripsie) pratiquées sur des fœtus vivants, les ecchymoses sous-pleurales sont extrêmement fréquentes : MM. Depaul, Tarnier et les chirurgiens de la Maternité l'ont établi; M. Pinard, ici-même, vous l'a démontré dans son intéressant travail lu en mars 1877, et vous avez retenu les 16 observations sur lesquelles il a basé ses conclusions.

Il est un fait certain, établi par nombre d'observations faites par les accoucheurs, c'est que chez les très-jeunes sujets ayant ou non respiré, les ecchymoses sous-pleurales, thymiques, péricardiques, craniennes, sont très-fréquentes, et dénotent un trouble circulatoire. Casper cite un cas dans lequel un fœtus de 8 mois encore enfermé dans l'utérus, et dont la mère venait de se pendre, avait des ecchymoses sous-pleurales. Liman est également très-affirmatif sur la fréquence de ces lésions chez les fœtus et les nouveau-nés asphyxiés, et il les attribue au peu de résistance des capillaires. Ce fait est capital, car c'est précisément à l'occasion de la mort des nouveau-nés que se pose le plus souvent la question d'asphyxie criminelle par suffocation.

Enfin dans toutes les formes de l'asphyxie, asphyxie par le charbon, (observation de la femme Driotin de MM. Tardieu et *in* Bayard mémoire de M. Faure, sur l'asphyxie,) asphyxie par décompression rapide par exemple dans l'accident du pont de Kehl ou dans celui du pont de Chélonnes-sur-Loire, dont M. Gallard a bien voulu me communiquer la relation, on voit des ecchymoses sous-pleurales ponctuées abondantes chez deux ouvriers plongés dans une cloche à air comprimé à deux atmosphères et qui moururent rapidement au moment de la rupture de cette cloche ; dans les asphyxies par submersion, ainsi que le démontrent plusieurs faits et entre autre celui signalépar le docteur Girard, de Grenoble, ainsi que les expériences qu'il a instituées à cette occasion ; dans les asphyxiés par compression du thorax, par compression des parois abdominales ; dans celles qui résultent d'une hémorrhagie foudroyante telle que peut la produire la section en un seul coup de la trachée et des deux carotides (expérience de M. Gros-Claude) ; enfin, et nous touchons ici au vif de la question, dans les asphyxies par pendaison, strangulation ou suffocation on constate la présence fréquente, si non constante pour quelques-unes de ces formes d'asphyxies, des taches sous-pleurales avec tous les caractères que nous leur avons assignés plus haut.

Faut-il vous en citer les preuves :

Sans aller bien loin nous les trouverons dans nos propres bulletins : je vous rappellerai le rapport de M. Champouillon du 8 novembre 1875, sur un cas mixte de mort par la pendaison et le charbon ; l'autopsie fut faite dans le service de M. Gallard, à la Pitié, et montra l'existence de très-nombreuses ecchymoses sur les poumons et quelques-unes sur l'endocarde (1) ou bien encore je vous citerai le cas de M. le docteur Fredet de Clermont, surlequel M. Champouillon, dans la même séance, vous a lu un si remarquable travail ; là il y avait eu suspension et déchirure, supposée faite pendant la vie, de la protubérance annulaire et M. Fredet trouvait des ecchymoses sous-pleurales lenticulaires, en assez grand nombre sur les bords des poumons.

Pour la strangulation, c'est M. Tardieu lui-même qui fournira la preuve (1) : l'observation XII nous montre les ecchy-

(1) Tome IV, p. 371.
(1) Page 209 du *Traité de la pendaison*.

moses larges et nombreuses disséminées à la surface du poumon d'un enfant agé de sept jours, qui fut étranglé par sa mère, la fille Carré, au moyen d'un lien fortement serré autour du cou.

Pour la suffocation, la question n'est pas à soulever puisque c'est dans ce genre d'asphyxie que **M.** Tardieu déclare que les ecchymoses sous-pleurales sont constantes, caractéristiques, infaillibles.

Donc, ainsi que nous venons de l'établir dans cette première partie, voici une lésion qui loin de ne se rencontrer que dans une ou deux circonstances bien définies, comme beaucoup de médecins le croient, constitue au contraire une lésion commune, fréquente, mais fréquente et commune surtout et j'y insiste de nouveau, dans les morts violentes, brusques spontanées ou provoquées dont elle est en quelque sorte un signe caractéristique.

J'aurais pu rapporter à l'appui de mon énumération des observations plus nombreuses, des expériences convaincantes, mais cela m'eut entrainé trop loin. L'occasion nous sera probablement offerte d'en citer quelques-unes , si la discussion s'engage à la suite de ce rapport : on en trouvera d'ailleurs un grand nombre rassemblées et discutées dans la remarquable thèse de **M.** Grosclaude, intitulée *de la valeur médico-légale des ecchymoses sous-pleurales* qui fut inspirée par **M.** le docteur Brouardel et présentée devant la Faculté de Paris en juillet 1877.

IIe PARTIE

DU ROLE DES ECCHYMOSES SOUS-PLEURALES DANS LA MÉDECINE LÉGALE.

Si, comme nous venons de le voir, les suffusions sanguines sont fréquentes à la surface du poumon, si elles constituent des lésions communes dans beaucoup de genre de mort violente, il ne s'en suit pas qu'elles se présentent toujours avec les mêmes caractères dans tous les cas ou toujours avec une abondance, une confluence qui saute pour ainsi dire aux yeux de l'observateur : je l'ai dit plus haut, parfois l'observateur attentif ne découvre qu'une ou deux, quatre, huit ou dix taches ponctiformes disséminées, cachées souvent sur les surfaces contigues des lobes, ou sur les bords tranchants de ceux-ci, souvent n'ayant que des dimensions de un, deux, trois, quatre millimètres de diamètre; encore faut-il quelque fois insuffler le poumon pour les faire nettement apparaître quand l'autopsie est pratiquée plusieurs jours après la mort; on comprend dès lors facilement que dans beaucoup de cas elles ont pu passer inaperçues ou bien que les observateurs aient pu les confondre avec les tâches noires qui marbrent si souvent la surface du poumon humain, ou enfin qu'ils n'en aient pas tenu compte en raison de leur petit nombre ou de leurs dimensions exigues. Toutes ces raisons expliquent le silence des auteurs qui avant M. Tardieu ont décrit les lésions de l'asphyxie en général. Bayard avait cependant, dans son manuel pratique de médec. légale, (1844) le premier consigné la présence des ecchymoses sous-pleurales chez un nouveau né ou chez des enfants tués par suffocation ; en 1847, il signala de nouveau ces lésions, mais il se borna à constater le fait, sans rechercher s'il y avait là une lésion spéciale à tel ou tel genre de mort par asphyxie. Quelques années plus tard, l'éminent professeur de la Faculté de Paris, doué d'une perspicacité rare, ayant acquis une vaste expérience par l'étude d'un nombre de cas considérable, et possédant ce talent d'exposition que vous connaissez tous, présenta les ecchymoses *ponctuées* comme le signe irrévocable, implacable pour ainsi dire de la mort par suffocation. Je me hâte de dire que c'est après une étude attentive, par une comparaison minutieuse des cas divers, et non à la légère qu'il est arrivé à déclarer, d'abord dans des mémoires publiés en 1856 et en 1863, pris enfin dans sa remarquable étude sur la pendaison, parue en 1870, que les *ecchymoses sous-pleurales ponctuées constituent l'un des meilleures éléments de preuve et de certitude dont la médecine légale puisse disposer :* et à dire (pages 301, 302, de l'ÉTUDE SUR LA PENDAISON) que, « sous certaines réserves, la seule présence de ces altérations *à quelque dégré et en si petit nombre que ce soit,* suffit pour démontrer d'une manière positive que la suffocation est bien en réalité la cause de la mort ; que ces signes permettent de distinguer *surement* la mort par suffocation de la submersion, de la pendaison, et même de la strangulation et fournissent ainsi dans plus d'un cas, un moyen précieux de ne pas confondre l'homicide avec le suicide. »

L'importance de ces affirmations n'échappa à personne et beaucoup de médecins qui, il faut bien le dire, sont toujours à la recherche de signes pathognomoniques certains et immuables des maladies, aussi bien qu'ils sont également poussé à rechercher les spécifiques, thérapeutiques, s'empressèrent d'enregistrer ces signes de mort par suffocation et d'en faire le signe indubitable d'un crime dans les cas où l'on peut supposer une simulation de suicide.

M. Tardieu, dans l'édification de sa théorie, a procédé, il faut bien le reconnaître aussi, un peu par affirmation, sans tenir un compte suffisant des opinions contradictoires qu'il semble traiter d'opinions rétrogrades, pas plus qu'il ne veut faire attention à quelques faits qui infirment son opinion.

Il dit que dans la pendaison, jamais l'on ne trouve d'ecchymoses ponctuées sous-pleurales ; que dans ses expériences propres, il a trouvé des ecchymoses sous-pleurales uniquement sur des animaux suffoqués. La plupart des traités de médecine légale parus depuis les mémoires de M. Tardieu, enregistrent les signes spéciaux de la suffocation tels qu'il les a établis sans discussion, sans réserve, sans contrôle et c'est sur ces données que nous vivons depuis plusieurs années déjà.

Et cependant, Messieurs, les contradicteurs ne manquent pas, les faits eux-mêmes sont nombreux qui prouvent combien tous les genres de mort violente soit qu'on étudie les cas de suicide, de crime ou d'accidents, soit que l'on cherche par l'expérimentation sur les animaux à se mettre dans les conditions analogues à celles que nous offrent les événements humains, les faits dis-je sont nombreux qui prouvent que les ecchymoses sous-peurales ne peuvent pas, ne doivent pas avoir la valeur absolue, que leur attribue le Professeur de médecine légale de Paris.

Dans les nombreuses et ingénieuses expériences entreprises en 1855, par le D*r* Faure, et consignées dans son mémoire sur l'asphyxie, paru en 1856, dans les *Archives générales de médecine*, nous voyons d'abord un certain nombre d'animaux sacrifiés par strangulation, pendaison, étouffement ou submersion, présenter les ecchymoses sous-pleurales les mieux caractérisées. M. Faure en donne une description minutieuse et il remarque, avec raison, que ce n'est pas l'intensité de la lutte respiratoire qui préside à l'apparition plus ou moins multipliée des taches. Enfin, il ne trouve pas de lésions positivement différentielles de tel ou tel genre d'asphyxie; bien plus, il montre que dans toutes les asphyxies de quelque nature qu'elles soient, les phénomènes observés du côté de la respiration, de la circulation ou du système nerveux, sont absolument identiques, point important qui peut nous rendre compte de l'identité des lésions, sinon de leur constance, dans les asphyxies diverses.

Si j'ai cité ici ce travail, ce n'est pas que l'auteur se soit inscrit en faux contre les assertions de M. Tardieu, mais c'est parce que les faits, les expériences qu'il consigne viennent infirmer la doctrine exclusive que nous étudions.

Parmi les contradicteurs, nous voyons le professeur Liman, de Berlin, qui, dans un premier travail, imprimé en 1861, et dans un second mémoire publié en 1867, s'élève avec force contre la doctrine médico-légale de M. Tardieu, qu'il caractérise d'erronée et de dangereuse; il déclare que les taches ecchymotiques se rencontrent dans presque la moitié de toutes les asphyxies; que chez les nouveau-nés surtout, cette lésion existe dans les quatre cinquièmes de tous les cas d'asphyxie avant, pendant ou après la naissance; que dans bon nombre de ses observations les taches de Tardieu ont manqué chez des enfants manifestement suffoqués par occlusion des narines ou de la bouche, ou par l'introduction d'un corps étranger, ou même étouffés par la compression des parois thoraciques ou abdominales.

Le Dr Liman cite les docteurs Skozecka et Ssabinski, comme se rattachant à son opinion, contradictoire de celle de M. Tardieu. La présence des ecchymoses sous-pleurales, d'après Liman, peut tout au plus appuyer le diagnostic de la mort par suffocation, lorsque d'autres preuves font déjà soupçonner ce genre de mort. Il dénie l'existence de symptômes spécifiques dans les organes internes pour tel ou tel genre de mort par asphyxie, pendaison, strangulation ou suffocation, et il n'accorde de valeur à ces lésions, au point de vue d'une accusation criminelle, qu'autant qu'elles se joignent à des traces manifestes de violences qui ne peuvent avoir été commises que par un tiers.

Après Liman, vient le Dr Desgranges, de Bordeaux, qui déclare n'avoir pas toujours rencontré les taches de Tardieu dans des cas de suffocation avérée et d'autre part que quelques cas de pendaison suicide lui ont fourni également dix preuves pour et contre la présence des ecchymoses sous-pleurales. Il cite également des observations d'ecchymoses sur des enfants n'ayant pas respiré.

Rappelons maintenant les expériences très-démonstra-
tives de Page, d'Edimbourg, que nous a fait connaître
M. Riant, dans la séance du 8 juin 1874. Rappelons-nous
avec quel soin, avec quelle précision le Dr Page discute les
caractères assignés par M. Tardieu aux ecchymoses qu'il
donne comme pathognomoniques de la suffocation ; rappelons-nous ses expériences de strangulation, de pendaison,
de submersion, qui ont très-amplement motivé les conclusions suivantes :

1° Les ecchymoses trouvées à la surface de certains organes et en particulier du poumon, ne sont pas spéciales à
telle ou telle forme de mort par asphyxie ou apnée, mais
communes à toutes.

2° Elles ne sont pas une preuve de la suffocation comme
l'a prétendu M. Tardieu.

3° Si elles se produisent le plus souvent en ces cas, c'est
que la circulation cérébrale n'est pas atteinte et que les
procédés mis en usage pour amener la suffocation permettent la persistance des efforts pour respirer.

4° En médecine légale, leur valeur ne peut être déterminée que par l'existence d'autres signes d'apnée ; enfin,
on doit avoir la preuve qu'elles ne sont pas le résultat d'un
état morbide.

A côté des expériences concluantes de Page, se placent
celles du Dr Girard, professeur à l'École de médecine de
Grenoble, qu'il publia dans le *Journal de médecine de l'Isère*,
en 1876, et qu'il avait entreprises à l'occasion d'une affaire
qui se passait devant les tribunaux de l'Isère : une femme
avait été trouvée noyée dans un puits ; des ecchymoses
sous-pleurales et péricraniennes avaient été constatées par
les experts qui déclarèrent, d'après la doctrine de M. Tardieu,. que cette femme avait été suffoquée avant d'être
jetée à l'eau. Le mari fut accusé d'avoir suffoqué sa femme.
Il eut été condamné, si M. le professeur Girard n'était par-
venu à démontrer par des expériences précises que les ec-

2

chymoses, telles que les décrit M. Tardieu, peuvent se produire dans l'asphyxie par submersion.

On voit par ce fait de quelle gravité est la question qui nous occupe et combien il est utile de la discuter.

Nous avons déjà vu plus haut combien étaient fréquentes ces taches chez les fœtus ou les nouveau-nés.'

M. Pinard, je le cite à nouveau parce que son travail est des plus importants, vous a montré :

1° Que les taches se présentent tout aussi bien sur les fœtus morts par arrêt de la circulation que chez les enfants suffoqués.

2° Que les cas dans lesquels on rencontre les ecchymoses sur les fœtus morts ne sont pas si exceptionnels que le croit M. Tardieu.

3° Qu'enfin chez les enfants morts après leur naissance, par le fait des conditions de l'accouchement, on peut trouver les ecchymoses sur des poumons qui ont respiré complétement.

Un nouveau fait publié, en 1875, en Allemagne, par le Dr Edouard Hoffmann, vient encore de démontrer l'existence des ecchymoses sous-pleurales et péricardiques chez un fœtus mort pendant le travail, et ayant respiré incomplétement dans l'utérus, pendant l'évolution spontanée qui survint au cours d'une présentation transverse et après rupture de la poche des eaux (1).

M. Brouardel, chargé en 1877 du cours de médecine légale à la Faculté, eût à exposer les questions afférentes à l'asphyxie, et peu satisfait des théories éditées dans les livres classiques, connaissant des faits contradictoires, ému également de cette affaire de Grenoble dans laquelle M. le Dr Girard fit tomber une accusation aventurée, entreprit

(1) *Revue des sciences* de Hayem. 1875, p. 235.

une nouvelle série d'expériences qui firent le sujet de la thèse fort remarquable de M. Grosclaude (2).

Les expériences, faites par MM. Grosclaude et Descoust, ont porté sur tous les genres de morts par asphyxie et sur certaines autres morts violentes.

Il en résulte que dans la suffocation, la submersion, lente ou rapide, la pendaison, dans les fractures du crâne, dans la strangulation, dans les hémorrhagies foudroyantes, les ecchymoses sous-pleurales se produisent ; qu'elles semblent plus constantes et plus abondantes dans la suffocation que dans les autres genres de mort, qu'elles sont d'autant plus nombreuses que l'animal est plus jeune, et que leurs caractères n'ont rien de particulier dans tel ou tel cas.

Enfin, dans un livre que vient de faire paraître récemment, sous le titre de *Traité de médecine judiciaire* M. le Dr Lacassagne, professeur agrégé de médecine légale au Val-de-Grâce, la question des ecchymoses sous-pleurales, des taches de Tardieu, ainsi qu'il les dénomme à l'exemple de l'Étranger, en même temps qu'il rend hommage à la perspicacité de cet homme éminent, est étudiée avec soin. Nous avons pris connaissance des passages qui y sont relatifs et nous avons vu que l'auteur élève des doutes sur la valeur intrinsèque de ces lésions, qu'il ne leur accorde d'importance dans la suffocation qu'autant que l'on constate les signes de violences aux orifices respiratoires ou dans les canaux eux-mêmes.

Il cite le cas d'un soldat pendu chez lequel on trouva des ecchymoses en petit nombre au sommet du poumon gauche.

Plus loin, chez un autre pendu, il rapporte l'existence d'ecchymoses très-nettes et très-accentuées sur la muqueuse de l'estomac alors qu'il n'avait pas d'ecchymoses

(1) Juillet 1877.

sous-pleurales. Ce fait est important, parce qu'il prouve le désordre qui survient dans la circulation capillaire et qui peut, étant facilité par une moindre résistance dans tel ou tel organe, y déterminer des lésions hémorrhagiques. Nous verrons plus tard une de nos expériences confirmer la réalité du fait.

Enfin, il rappelle que dans les faits de submersion MM. Bergeron et Montano ont trouvé des ecchymoses sous-pleurales.

Le livre de M. Lacassagne, destiné à devenir classique, fera donc exception aux autres traités de médecine légale français qui se sont jusqu'à présent tenus dans des données trop vagues, ou se sont bornés à reproduire intégralement la théorie de M. Tardieu.

Par cette revue rapide, mais qu'il m'eut été impossible de faire plus complète, ne voit-on pas qu'une réaction générale se fait contre l'absolutisme d'une doctrine qui peut conduire aux plus graves erreurs judiciaires. En médecine légale, il faut se garder des signes caractéristiques, des certitudes basées sur les lésions organiques : notre corps est de structure trop délicate, nos fonctions s'accomplissent avec une telle complexité, nos connaissances sont trop peu précises encore sur beaucoup de points de physiologie, pour que nous soyons en mesure d'édicter, pour beaucoup de cas, des lois et de théories absolues. Evidemment, l'idéal serait pour la magistrature et les jurys que l'on puisse répondre toujours catégoriquement aux questions qui se posent dans les procès. L'expert qui affirme avec fermeté, avec assurance, en toute conviction sincère d'ailleurs est écouté avec faveur et ses opinions font vite autorité. Malheureusement nous ne pouvons pas toujours avoir cette assurance et cette confiance entière en notre science, et il nous faut, nous médecins, confesser que parfois les signes que nous observons sont trompeurs, que surtout notre interprétation est discutable, quand elle est trop absolue. L'histoire des ecchymoses sous-pleurales est là pour démontrer ce que j'avance.

IIIe PARTIE.

AUTOPSIES — EXPÉRIENCES SUR LES ANIMAUX — THÉORIES PATHOGÉNIQUES ET PHYSIOLOGIQUES DE LA LÉSION — DISCUSSION ET CONCLUSIONS.

Dans les recherches auxquelles votre Commission devait se livrer, il était nécessaire de procéder tout d'abord aux quelques autopsies qui pouvaient nous être fournies par certains sujets apportés à la morgue. Par l'intermédiaire de M. Devergie, il nous a été possible d'ouvrir quelques cadavres d'individus que l'on avait trouvés les uns pendus, un autre asphyxié sur un four à chaux : je dois déclarer que ni M. Riant, ni M. Tenneson, ni moi n'avons trouvé d'ecchymoses sous-pleurales dans aucun cas. Ces cadavres étaient tous dans un état de putréfaction avancée, conditions fâcheuses pour trouver des taches sanguines parfois fort petites ou très-peu nombreuses ; d'autre part, quand nous commençâmes nos recherches, nous avions une certaine inexpérience qui nous a fait négliger de faire cette opération de l'insufflation pulmonaire, capable, ainsi que l'a établi le Dr Faure, de déceler l'existence de taches sanguines perdues dans les diverses altérations dues à la décomposition cadavérique. Si donc nos autopsies sont négatives, nous ne nous croyons pas en droit de déclarer qu'il n'y avait pas d'ecchymoses dans ces divers cas, d'autant plus que dans des conditions analogues, chez des sujets suicidés par pendaison, sans suffocation préalable, ces lésions ont été constatées plusieurs fois. C'est ainsi que M. le Dr Gallard a trouvé, sur un suicidé pendu dont il fit l'ouverture le 15 mai 1875, à la morgue, de petites ecchymoses éparses sous la plèvre viscérale, grosses pour la plupart comme la tête d'une épingle, quelques-unes comme une lentille et disséminées sur la surface des deux poumons ; de plus, il constata des extravasations sanguines sur le trajet des vaisseaux cérébraux, surtout marquées à la partie supérieure et antérieure des deux lobes frontaux et à la partie postero-inférieure du lobe frontal droit. De son côté, M. Lacassagne a rencontré également des taches de Tardieu sur le lobe supérieur du poumon gauche du caporal Lespinasse qui fut trouvé mort, pendu à la corde de son lit d'hôpital.

Si donc il est établi que des suicidés-pendus peuvent présenter des ecchymoses sous-pleurales, cette lésion « à quelque degré ou en si petit nombre qu'elle soit » (pour employer les expressions de M. Tardieu), perd sa valeur intrinsèque comme signe d'asphyxie par suffocation.

Il y aurait à dresser une statistique des cas d'asphyxie autres que par suffocation, dans lesquels on a pu rencontrer les taches ecchymotiques, mais les éléments nous ont manqué pour ce travail que l'on pourrait d'ailleurs entreprendre et qui amènerait peut-être à des résultats conformes à ceux déjà formulés par le docteur Desgranges de Bordeaux, quand il déclara que ses autopsies lui avaient donné dix preuves pour et contre la présence des tâches ecchymotiques.

En l'absence d'occasions nombreuses et favorables d'autopsies de cadavres humains, nous dûmes expérimenter sur les animaux tels que le chien dont l'organisation physique se rapproche tant de celle de l'homme, et je me chargeai de faire ces recherches dans le laboratoire de physiologie de la Faculté. Avec le concours obligeant et si éclairé du docteur Laborde, chef du laboratoire de M. le professeur Béclard, et souvent en présence de MM. Matthias Duval, Lacassagne, Gellé, j'entrepris une série d'expériences ayant pour but de produire dans différents genres de mort par asphyxie, des ьcchymoses sous-pleurales et de pénétrer le mécanisme de ces lésions.

Je puis dire tout d'abord que ces expériences sont toutes venues confirmer celles qui, en ces dernières années, ont été entreprises par les hommes qu'effrayait la théorie de M. Tardieu, théorie dont l'absolutisme, si l'on y prend garde peut conduire aux plus graves erreurs qui se puissent concevoir en médecine légale. Nous avons acquis la preuve de l'exactitude des expériences de MM. Faure, Liman, Gérard, Grosclaude, et nous considérons comme vrais et indiscutables les faits publiés par eux : enfin, nous nous associons aux déductions qu'ils en ont tiré.

Nous avions à résoudre le problème suivant : Si les ecchymoses sous-pleurales données comme signes anatomiques de la suffocation se rencontrent aussi dans la pendaison et la strangulation, ces ecchymoses se présentent-elles cependant avec une abondance ou des caractères différents dans tel ou tel genre de mort ; s'il y a des différences, à quoi peuvent-elles tenir?

Nous ne reproduirons pas dans tous leurs détails les notes de laboratoire ; nous nous bornerons à grouper nos observations de manière à en faire ressortir les points qui peuvent éclairer la discussion.

Par une première expérience, nous avons reproduit les lésions que l'on dit spéciales à la suffocation.

EXP. I. Un chien de moyenne taille, muselé avec la corde, et attaché sur une table est suffoqué au moyen d'un torchon mouillé, solidement enroulé autour du museau, de manière à intercepter autant que possible le passage de l'air. Aussitôt, l'animal fait de grands efforts de respiration, mais en vain ; il s'agite avec fureur, mais il est retenu par les liens. En peu de temps il cesse de lutter et meurt entre la sixième et septième minute.

Pendant la lutte respiratoire à laquelle se livre le malheureux animal, l'examen ophthalmoscopique de l'œil est pratiqué et montre une anémie croissante du fond de l'œil.

L'autopsie montre un type des plus nettes des taches de Tardieu, ainsi que l'on peut s'en convaincre en jetant les yeux sur la planche que voici. C'est par centaines que l'on compte les ecchymoses, la plupart ponctuées, quelques-unes linéaires et en coup d'ongle. Ni sur le cœur, ni à la surface du cerveau, ni sur le péricrane nous ne constatons de suffusions sanguines.

L'examen de l'oreille interne, fait par notre confrère, M. le Dr Gellé, très-versé dans la science de l'otologie, montre : 1° des plaques ecchymotiques et des suffusions sanguines sous et dans la muqueuse de la caisse du tympan, laquelle est épaissie, vascularisée, décollée, surtout aux environs de la fenêtre ronde ; 2° un état congestif, rouge foncé, de la rampe du limaçon. M. le Dr Gellé considère ces lésions comme un engorgement veineux de l'oreille interne.

En possession de ce premier fait et de ce dessin, nous cherchâmes dans une série de pendaisons à retrouver nos ecchymoses sous-pleurales, en même temps que nous étudions pour chaque cas les conditions générales de la mort pour pouvoir plus tard interpréter le mécanisme des lésions constatées.

La pendaison fut opérée au moyen de la corde à nœud coulant et tantôt nous élevions progressivement l'animal entre ciel et terre en tirant sur l'autre bout de la corde passée dans une traverse de bois située à deux mètres cinquante du sol, tantôt nous projetions l'animal avec la corde au cou de tout son poids et d'une hauteur d'un mètre cinquante environ, tantôt enfin nous le laissions toucher le sol avec le train de derrière et alors c'était par ses mouvements précipités qu'il resserrait progressivement la corde passée autour du cou. En réalité nous nous placions dans les conditions des différents modes de pendaisons usités pour les criminels en certains pays, ou par les suicidés.

Exp. II, III, IV, V, VI, VII, VIII, IX. — Huit chiens ont été ainsi sacrifiés : un seul, pendu, les pattes touchant terre et mort après une lutte prolongée, ne nous a pas offert la moindre tache sous-pleurale ; en revanche, nous trouvions dans son estomac qui était en pleine digestion, une très-belle série de petites ecchymoses pointillées ; les sept autres, ont tous, à des degrés divers, présenté des taches ecchymotiques. Trois d'entre ces derniers avaient beaucoup d'ecchymoses à la surface des poumons, plus ou moins larges, semblables à celles obtenues par la suffocation, mais différentes de ces dernières par leur irrégularité de diamètre et de dissémination. Les quatre autres présentaient beaucoup plus d'emphysème pulmonaire mais moins d'ecchymoses ; celles-ci étaient tantôt limitées à un seul lobe, tantôt associées à un ou deux noyaux apoplectiques de petit volume mais dans ce cas, nous constations l'existence de tubercules pulmonaires, qui favorisèrent la lésion apoplectique.

Après cette série de pendaison simple dans laquelle nous rencontrâmes sept fois sur huit des ecchymoses sous-pleurales à un degré quelconque et en nombre variable, nous avons accompli la pendaison dans des conditions destinées à nous renseigner sur le mécanisme probable des lésions hémorrhagiques.

Exp. X. — Un chien fut pendu après section préalable et rapide du nerf pneumogastrique du côté droit.

Les poumons furent trouvés emphysémateux sur leurs bords, et offraient encore des ecchymoses en petit nombre, mais en nombre à peu près égal sur le poumon droit comme sur le gauche. L'identité de lésion des deux côtés semble indiquer que le pneumogastrique ne joue aucun rôle appréciable dans la production des suffusions sanguines. La lutte respiratoire chez ce dernier animal avait été courte et la mort était survenue vers la septième minute.

Exp. XI, XII, XIII. — Trois autres chiens furent pendus après piqûre du bulbe aux environs de l'origine des pneumogastriques. Cette piqûre en ce point du bulbe, que M. Laborde avait maintes fois pratiquée dans un but différent de celui que je poursuivais et dans laquelle il a acquis beaucoup d'habilité, a pour effet de produire immédiatement une syncope, mais syncope respiratoire

seule, le cœur ne cessant pas de fonctionner régulière-
ment. Si dans ces cas, on laisse l'animal abandonné
à lui-même, on le voit au bout de deux ou trois minutes
refaire des mouvements respiratoires de plus en plus
complets et réguliers, et, remis de sa commotion bul-
baire, reprendre sa vie ordinaire, à moins qu'un épanche-
ment de sang trop considérable comprime un peu trop la
moelle.

En nous plaçant dans ces conditions expérimentales et pendant nos chiens aussitôt que la syncope respiratoire était
produite, nous supprimions tout effort, toute lutte respiratoire. L'animal fait encore quelques efforts pour se dégager,
il s'agite un peu, mais tout mouvement respiratoire, tout sou-
lèvement de côtes, toute contraction diaphragmatique sont
arrêtés. Eh bien, dans ces conditions que nous avons re-
produites trois fois pour être à l'abri de lésions de hasard,
nous avons vu et nous avons montré aux assistants, à
MM. Matthias Duval, Millard, Lacassagne entre autres, les
ecchymoses sous-pleurales, ponctuées, quelquefois très-
nombreuses (nous en avons compté plus de douze sur une
surface de 6 centimètres carrés), disséminées à la surface
des deux poumons et particulièrement à la face concave
de ces organes. En même temps nous notions l'absence
presque complète de l'emphysème pulmonaire dans ces
trois expériences.

Nous croyons devoir faire ressortir dès maintenant l'importance de cette série d'expériences. En effet, elle ruine
d'un seul coup la théorie qui attribue les ecchymoses sous-
pleurales à la lutte respiratoire, aux efforts stériles d'am-
pliation de la poitrine, aux inspirations violentes et vaines
qui, au lieu de faire entrer de l'air dans les poumons, ne
font qu'un appel plus puissant au sang veineux dans la cage
thoracique, et détermineraient une surcharge de sang dans
les capillaires du poumon, une tension exagérée dans ces

vaisseaux et en dernier lieu leur rupture et par suite des extravasations ecchymotiques.

Cette théorie que Page, d'Edimbourg, semble adopter, qui d'ailleurs vient naturellement à l'esprit, est anéantie par ces trois expériences : il faudra donc chercher dans d'autres conditions physiologiques l'explication des taches de **M.** Tardieu. C'est ce que nous verrons plus loin.

Exp. XIV. — Après avoir étudié la pendaison, nous nous sommes mis dans les conditions de l'asphyxie par strangulation. Un chien de petite taille, du poids de 9 kil. 1/2, est tenu par les pattes sur une table, pendant qu'à tour de rôle nous lui serrons fortement le cou entre les doigts. Après une lutte qui dure quatorze minutes et pendant laquelle l'animal se débat d'abord, respire péniblement, puis très-difficilement en faisant entendre un râle trachéal bruyant, puis ne peut plus faire pénétrer l'air dans le thorax, malgré les violentes contractions du diaphragme et des muscles élévateurs des côtes, nous voyons la mort survenir avec les mêmes phénomènes qui accompagnent celles par pendaison (émission d'urines, ralentissement et irrégularité du cœur, anesthésie asphyxique, dilatation des pupilles, exagération, puis abolition des mouvements reflexes). L'autopsie nous montra 1° sur le poumon droit, au lobe supérieur, de l'emphysème très-accusé, puis une ecchymose d'un demi-millimètre de diamètre à la face antérieure, deux autres à la face inférieure, l'une ponctiforme, l'autre large comme un grain de millet, enfin six autres ecchymoses en tête d'épingle vers la racine de ce lobe; au lobe inférieur, toujours du poumon droit, peu d'emphysème, mais sept ecchymoses ponctuées, disséminées sur sa face inférieure, et une vingtaine dont les plus grosses sont comme une petite perle, les autres comme des points, répandues sur la face postérieure de ce lobe.

2° Sur le poumon gauche, sur les trois lobes et sur

toutes leurs faces, une douzaine de petites hémorrhagies sous-pleurales ponctuées, et une quarantaine de petits points noirs sanguins, en même temps qu'une dilatation emphysémateuse des bords de ces lobes;

3° Au cœur, suffusions sanguines lenticulaires ou en coup d'ongles;

4° Au cerveau, une ecchymose de 4 millimètres, à la pointe du lobe sphénoïdal droit, en même temps qu'une congestion générale veineuse de l'organe dans sa totalité;

5° Sur la crête des circonvolutions de la muqueuse stomacale un semis ecchymotique, très-accentué vers le pylore.

6° Sur le duodenum, un peu de congestion, mais moins caractérisée qu'elle ne s'est trouvée parfois sur nos chiens pendus.

Si j'ai donné si longuement les résultats de cette expérience, c'est qu'elle offre un bel exemple des lésions que peut produire la strangulation; c'est que dans ce cas, les ecchymoses sous-pleurales ont été des plus nettes, c'est qu'enfin un chien strangulé se trouve dans des conditions identiques à celles de l'homme en lutte contre des assassins qui l'étranglent et pourraient le pendre ensuite.

Exp. XV. — Une autre expérience de strangulation suivie de pendaison, au moment où l'animal cesse de pouvoir résister en raison de l'asphyxie croissante, nous a procuré encore un véritable semis d'ecchymoses répandu sur toutes les faces pulmonaires.

Là nous placions l'animal dans les conditions d'une victime que l'on veut faire passer pour un suicidé.

Ce qui m'a semblé ressortir de ces deux derniers cas de strangulation, c'est que là les ecchymoses, par leur nombre, leur dissémination, se rapprochent bien plus que celles fournies par la pendaison, des lésions que l'on rencontre après suffocation.

Exp. XVI, XVII, XVIII, XIX, XX. — Une dernière série
d'expériences, dans lesquelles nous voulions réaliser une
forme d'asphyxie intermédiaire entre la strangulation et la
suffocation, a trait à des ligatures de la trachée. Là, point
de compression des vaisseaux du cou, pas de gêne circulatoire encéphalique : il n'y a plus qu'un obstacle plus ou
moins rapide à la pénétration de l'air dans les bronches.
Cette condition ne pourrait se réaliser sur l'homme qu'en
supposant qu'avec un doigt ou une boule un assassin par-
vienne à aplatir la trachée.

En disant que cette condition ne peut se réaliser chez
l'homme, je me trompe : j'ai connu un jeune enfant, de
six à sept ans, qui jouant un jour avec une de ces petites
flutes de bois dans lesquelles la soufflerie est obtenue non
par la bouche mais par une vessie de caoutchouc que l'on
distend avec de l'air, mourut en quelques instants asphyxié
par la vessie de caoutchouc qui, en crevant brusquement
dans sa bouche, est venue obturer par un de ses lambeaux
l'orifice de la glotte. C'est là un cas heureusement rare mais
qui se trouva réalisé par l'obturation subite des voies respiratoires. Je n'ai pu pratiquer l'autopsie.

Je reviens à mes dernières expériences : La trachée
étant mise à nue et isolée, nous avons, dans un cas, serré ce
canal au moyen d'un fort fil et nous l'avons serré progressivement avec le garrot ; dans quatre autres cas, ouvrant la
trachée nous y avons fixé le robinet de Bichat que nous
avons fermé tantôt brusquement et définitivement, soit
après une inspiration complète, soit après une expiration,
tantôt nous avons progressivement fermé le robinet de manière à rétrécir de plus en plus l'accès de l'air, tantôt enfin
nous avons fermé puis rouvert, puis fermé encore l'instru-
ment de façon à réaliser toutes les conditions imaginables
d'obturation trachéale.

Dans cette série de cinq expériences, nous avons constaté

la constance de l'emphysème pulmonaire, lequel était énorme dans le cas de fermeture après inspiration ou après fermetures et ouvertures successives du robinet; l'emphysème fut infiniment moindre quand la trachée avait été obturée après expiration. Les ecchymoses par contre furent des plus rares; elles existaient petites et en petit nombre, deux, trois ou quatre, plus ou moins perceptibles. Dans le cas où l'emphysème fut le moins prononcé, nous en comptâmes une douzaine un peu plus larges, très-appréciables, ce qui nous confirma dans cette observation déjà faite chez nos pendus, que les ecchymoses étaient buant à leur nombre en raison inverse de l'emphysème lobulaire. Ce point secondaire n'est pas sans valeur et peut expliquer que dans bien des cas où l'on n'a pas constaté d'ecchymoses, cela paraît tenir à la dilatation par l'air des alvéoles et à la difficulté de l'afflux sanguin dans des poumons ainsi distendus.

Ainsi donc voilà une suite d'expériences dans lesquelles l'asphyxie fut amenée par suffocation, pendaison, strangulation et ligature de la trachée; dans toutes à l'exception d'un cas de pendaison nous constations la production d'ecchymoses sous-pleurales en nombre et en volume variables, mais nous en constatons : par conséquent cette lésion qui, selon M. Tardieu, et toujours en lui empruntant ses propres termes, *à quelque degré et en si petit nombre que ce soit*, serait caractéristique de la suffocation, est, dans sa généralité, uniquement l'expression de l'asphyxie violente et rapide dans l'un de ses modes et rien de plus. Cependant, si nous recherchons les différences dans les différents modes d'asphyxies, nous n'hésitons pas à reconnaître que ces ecchymoses sous-pleurales sont particulièrement abondantes dans la suffocation, qu'elles le sont un peu moins dans la strangulation, qu'elles le sont encore moins, sans cesser parfois d'être très-nombreuses, et suivant des conditions dont l'espèce ne nous est pas encore révélée, dans la pendaison.

Mais somme toute, comme ces différences portent beaucoup plus sur le nombre que sur la forme, la largeur, la couleur, etc., nous ne serions pas en droit d'en faire un signe distinctif, si nous n'avions pas des signes extérieurs ou commémoratifs pouvant amener des éclaircissements sur le genre d'asphyxie. M. Tenneson dans sa première communication vous a très bien indiqué que la suffocation ne pouvait être établie que si l'on trouvait un tas de petites ecchymoses : mais ce tas commence-t-il à 10, à 20, à 30 ou 200; ou cessera-t-on de le considérer comme tas quand il n'y en aura que 6 ?

J'en suis donc arrivé à être convaincu que cette lésion ne peut et ne doit pas avoir une valeur intrinsèque, tant parce qu'on la rencontre en dehors des suicides ou des crimes, dans le cours des maladies spontanées, que parce que dans les asphyxies violentes diverses elle se produit avec une grande facilité et une variabilité qui dépend des causes fort multiples.

Ces causes multiples dans la variabilité de la lésion mérite de nous arrêter un instant.

L'emphysème récent, nous l'avons vu tout à l'heure, semble un obstacle à la production des ecchymoses sous-pleurales; il est probable qu'un emphysème ancien, jouerait un rôle important aussi dans la non apparition des taches chez un homme suffoqué ou étranglé que l'on pendrait ensuite pour faire croire au suicide.

L'emphysème pulmonaire ordinaire entraîne avec lui l'oblitération des vaisseaux intéralvéolaires, secondairement à l'atrophie des cloisons qui séparent les alvéoles; les poumons emphysémateux sont des poumons à pauvre circulation. Il y a donc là une condition qui se rencontre fréquemment et qui pourrait soulever une objection sérieuse dans l'interprétation judiciaire des lésions pulmonaires dans un cas douteux de crime ou de suicide.

D'autre part, les sujets jeunes ont des vaisseaux fragiles, qui se déchirent facilement si la pression intravasculaire vient à augmenter brusquement. Là, contrairement à ce que nous disions de l'emphysème, nous trouvons des causes prédisposantes à la production des ecchymoses sous-pleurales, et nous savons maintenant que des fœtus n'ayant pas respiré ou ayant respiré, mais qui sont morts dans des conditions fort différentes des suffocations criminelles, offrent très-souvent des taches sanguines sous-pleurales. Tout récemment M. Duguet, médecin des hôpitaux et son interne distingué M. Rémy notaient l'existence d'ecchymoses nombreuses, ponctuées, disséminées sous la plèvre des deux poumons chez un enfant mort de broncho-pneumonie dans le cours d'une grave coqueluche. Je ne crois pas devoir insister plus longtemps sur ce point, bien qu'il soit d'une grosse valeur, puisque c'est le plus souvent à l'occasion des infanticides que les ecchymoses sous-pleurales ont acquis tant d'importance.

L'existence de lésions pulmonaires anciennes, telles que pleurésies, adhérences, cicatrices de tubercules, tubercules miliaires ou caséeux, jouent aussi et doivent jouer un rôle important dans la variabilité de l'éclosion des taches purpuriques sous-pleurales.

Nous avons vu sur p'usieurs de nos chiens pendus les ecchymoses s'élargir, se grouper, s'accompagner de noyaux apoplectiques dans des points où un examen attentif faisait découvrir une cicatrice soit de gangrène pulmonaire, soit de tubercules ou bien des tubercules miliaires ou des parasites du parenchyme. Il doit en être de même chez l'homme. En effet, il y a quelques semaines M. Brouardel faisait à la morgue l'autopsie d'un tripier de la halle qui mourut assez rapidement pendant son travail probablement par formation d'un caillot intra-cardiaque : chez cet individu, dont les poumons étaient criblés de tubercules, on trouva une quinzaine d'ecchymoses sous-pleurales types.

Les lésions du cœur, surtout celles du cœur gauche, insuffisance ou rétrécissement mitral, doivent avoir aussi une importance réelle dans la production plus facile des suffusions sanguines à la surface des poumons. Nous savons déjà qu'elles prédisposent à l'apoplexie pulmonaire. Je n'ai pas encore de faits à citer pour les ecchymoses, mais je ne doute pas que maintenant que l'attention est fixée sur ce point nous ne trouvions des observations assez nombreuses.

L'heure même à laquelle survient l'asphyxie et l'état de jeûne ou de digestion du sujet doit avoir aussi son importance. Sur le seul de nos chiens pendus qui n'a pas eu d'ecchymoses sous-pleurales, nous avons trouvé l'estomac distendu par un copieux repas tout récent : la muqueuse gastrique, elle, présentait une vascularisation assez intense, et près du cardia, une certaine quantité d'ecchymoses. Sur le caporal Lespinasse, trouvé pendu à la salle de police, M. le professeur agrégé Lacassagne ne trouva pas non plus d'ecchymoses sous-pleurales, mais il constata l'existence d'une congestion intense de l'estomac et du duodenum, congestion qui dans certains points avait entraîné des suffusions sanguines dans la muqueuse digestive. L'homme était à jeûn, il est vrai, mais ce point, la muqueuse gastro-intestinale, était peut-être chez lui un point de moindre résistance, par le fait d'excès alcooliques antérieurs et c'est là que se fit l'effort congestif et hémorrhagique interstitiel.

— Et c'est une lésion si commune, susceptible d'être facilité par des causes aussi nombreuses que l'on voudrait considérer comme pathognomonique d'un seul genre de mort! Cela ne me paraît pas possible à accepter. Si ce signe n'est pas accompagné d'autres symptômes très-positifs de suffocation tels que corps étrangers dans la bouche, le pharynx, ecchymoses, écorchures, déchirures du nez, de la bouche, teinte violacée du visage, etc., etc., s'il n'est pas accompagné en même temps d'ecchymoses péricardiaques ou péricraniennes (bien qu'on pourrait se livrer sur ces épanchements aux mêmes recherches et aux mêmes critiques que soulèvent les ecchymoses sous-pleurales), ce signe, dis-je, est de nulle importance et il faut rayer de nos traités de médecine légale ce qui a trait à sa valeur comme signe spécial à la suffocation, parce qu'il peut faire condamner des mères innocentes dont l'enfant présenterait par hasard, ainsi qu'on le voit chaque jour, des taches sous-pleurales, entraîner enfin des erreurs épouvantables, qu'un médecin ne peut envisager sans frémir de sa terrible responsabilité.

Mécanisme des ecchymoses sous-pleurales. — **Pénétrons** un instant plus profondément dans notre sujet et cherchons à établir quelles sont les conditions physiologiques qui peuvent présider à la formation de ces lésions si intéressantes.

On a dit, et tout le monde se sentait prêt à l'accepter à priori que les extravasats sanguins résultaient des efforts vains de respiration auxquels l'asphyxié se livre instinctivement, ou qui s'opèrent par action réflexe provoquée dans le bulbe par un sang anoxémié, c'est-à-dire privé d'oxygène. Ces efforts font ventouse intérieur : l'air ne pénétrant pas, il y a tendance au vide, et dès lors le sang afflue par le système veineux pendant qu'il est retenu dans le système artériel. D'où pression exagérée dans les capillaires et éclatements partiels. Cette théorie séduisante par sa simplicité, que l'on pourrait qualifier de théorie *ex vacuo*, ne peut tenir, nous l'avons vu plus haut, devant les trois expériences de pendaison après piqûre du bulbe et syncope respiratoire que nous avons relatées plus haut. Elle est également infirmée par les cas de fœtus n'ayant pas respiré qui ont présenté des ecchymoses sous la plèvre : ici nous rappellerons le fait de Casper dont j'ai parlé antérieurement (femme enceinte s'étant pendue, dont le fœtus présentait des ecchymoses sous-pleurales).

Il y a donc autre chose qu'un simple fait de pression athmosphérique. Est ce une lésion consécutive à un trouble du système nerveux central, retentissant sur les capillaires par les vaso-moteurs? est-ce une lésion causée par un excès de pression engendrée par un cœur convulsé, dont les battements se précipitent tumultueusement?

Il est certain que le système nerveux doit avoir une large part dans ces circonstances, mais je ne le crois pas directement ou uniquement acteur dans les conditions que nous étudions ici, dans les asphyxies diverses. Je sais bien que les taches pulmonaires ne sont pas rares à la suite d'une attaque apoplectique (M. le Dr Olivier en a donné une observation à la société de biologie en 1874) ; je sais bien qu'une commotion cérébrale peut les faire naître comme chez le bœuf qu'on assomme d'un coup de marteau entre les deux yeux, mais ce que je crois, sans être en mesure de le démontrer par des expériences que je poursuivrai peut-être avec M. le Dr Laborde, le collaborateur savant qui m'a aidé de ses conseils et de ses mains dans le cours de mes recherches actuelles, ce que je crois, c'est que le cœur par une inégalité de tension, que les vaisseaux capillaires par un excès de pression, que le sang par sa surcharge croissante d'acide carbonique coopèrent chacun pour leur part à réaliser ces lésions.

Il ne me paraît pas impossible que nous rencontrions là réunies les conditions pathogéniques ordinaires diverses des hémorrhagies, trouble du système nerveux, excès de pression dans les vaisseaux, état anormal du sang.

On pourra m'objecter que si toutes ces causes se trouvent associées, les ecchymoses devraient être bien plus fréquentes, bien plus nombreuses, que des hémorrhagies à la surface des muqueuses devaient toujours être observées. A cela je répondrai que ces conditions ne se trouvent réalisées que pendant un temps fort court, que la mort sert rapidement de clôture à tous les désordres circulatoires naissants et que ces ecchymoses sont déjà une première lésion qui seraient suivies de bien d'autres si l'animal pouvait survivre. Les pendus dépendus, les asphyxiés en général qui sont secourus et ranimés restent longtemps dans un état de maladie véritable, et l'on voit survenir chez eux parfois des hémorrhagies consécutives, des pneumonies, des gangrènes même du poumon. Ceux-là ont été jusqu'au bout des désordres organiques.

La question du mécanisme des ecchymoses sous-pleurales est, on le voit, fort complexe et très-difficile à résoudre. Il ne m'a pas encore été donné de la pénétrer, mais je ne renonce pas à la pousser plus avant.

Lésions du fond de l'œil et de l'oreille interne. — Permettez-moi de m'écarter un instant des ecchymoses sous-pleurales : je resterai néanmoins dans le cercle des lésions causées par l'asphyxie et nous verrons que la médecine légale n'aura rien à y perdre.

Au cours de nos expériences nous nous sommes occupés, toujours dans le but d'arriver à l'explication de la production des ecchymoses sous-pleurales, de rechercher ce qui se passe du côté du fond de l'œil, dont la circulation artérielle est en connexité si étroite avec la circulation artérielle de l'encéphale, et du côté de l'oreille interne, dont la circulation veineuse est en rapport direct avec la circulation veineuse des tissus et des veines du crâne.

Les examens ophthalmoscopiques ont été fait par M. le Dr Fieuzal, et par nous-même. C'est à M. le Dr Gellé que nous devons d'autre part et l'idée de l'exploration de l'oreille interne, et les examens anatomiques que nous allons exposer tout à l'heure.

Ce côté de la question est, croyons-nous, tout nouveau et mérite d'appeler l'attention des observateurs et des médecins légistes. L'œil et l'oreille sont des organes d'une sen-

sibilité extrême, sur lesquels les troubles circulatoires de
la tête retentissent rapidement : il y a là tout un ordre de
recherches qui ne sera pas sans profit pour la science.

Nous avons constaté chez quelques-uns de nos pendus
ainsi que sur un de nos strangulés que le fond de l'œil, à
mesure que le sang artériel cessait de parvenir au cerveau,
perdait sa couleur rouge intense normale pour devenir de
plus en plus blanc : l'anémie rétinienne peut être telle
même qu'on ne retrouve plus un seul vaisseau et que la retine
apparaît blanche et nacrée; à peine voit-on deux ou trois
veines amincies qui se rendent au centre de la pupille.

Quand on cesse la pendaison ou la strangulation, le fond
de l'œil reste blanc, mais les veines reprennent un volume
un peu plus considérable. Nous trouvons là l'indice d'une
anémie artérielle encéphalique intense. Le sang ne peut
plus pénétrer que par les artères vertébrales qui, cachées
dans les vertèbres du cou, ne subissent pas la pression de
la corde ou des mains. Mais ces artères, absolument insuffi-
sants pour fournir à l'énorme circulation de la tête la quantité de sang nécessaire, en apportent assez cependant pour
que bientôt le système veineux intra-cranien, qui, lui, ne
peut se déverser par les jugulaires comprimées, se trouve en
réplétion excessive.

Les sinus de la dure-mère se trouvent alors distendus, le
diploé des os du crane est congestionné, et l'oreille interne
que l'on peut considérer comme logée dans une vaste cel-
lule de ce diploé doit être particulièrement congestionnée.
Eh bien, ce que le raisonnement indiquait, l'observation
anatomique le découvre et l'affirme. En effet, l'oreille interne de plusieurs de nos chiens pendus ou strangulés exa-
miné par notre ami le Dr Gellé a été trouvée très-gorgée de
sang. Le bulbe était extérieurement violacé au lieu d'être
blanc comme à l'état normal; la muqueuse de la caisse du
tympan était criblée de plaques ecchymotiques de la lar-

geur d'un grain de millet à celle d'une lentille; cette muqueuse était épaissie, opaque, noircie en certains points et décollée dans d'autres par des épanchements sanguins; la cavité de la caisse contenait parfois un peu de liquide rougeâtre.

Dans une autre expérience de ligature de la trachée, les lésions ont été bien moins accentuées : on ne constata qu'une vascularisation générale, un peu de liquide rougeâtre dans la caisse.

Il faut ajouter que M. Gellé n'a pas jusqu'ici trouvé chez les hommes pendus qu'il a pu examiner les lésions intenses rencontrées chez nos chiens. Il croit que chez l'homme la mort doit être plus rapide que chez l'animal ; que chez l'homme qui se pend, la syncope ne doit pas tarder à apparaître et que l'arrêt du cœur éloigne les causes de congestion que l'on rencontre chez l'animal.

Quoiqu'il en soit, voici des constatations qui me semblent avoir un intérêt particulier et voici des lésions des organes des sens qui auront peut-être comme destinée de se substituer en médecine légale aux lésions ecchymotiques pulmonaires à l'occasion desquelles elles ont été trouvées. En insistant, je sais bien que je me lance un peu dans l'inconnu, mais il y a là une indication que nous ne devons pas laisser échapper. Je ne vois rien d'impossible à ce que les autopsies humaines, pratiquées à l'occasion des crimes ou des suicides viennent peu à peu établir des données fort importantes d'après les lésions de l'œil ou de l'oreille. On peut concevoir sans être taxé de trop d'imagination, que les pendus, les strangulés puissent avoir une rétine blanche et une oreille interne rouge. tandis que les suffoqués auront conservé la rougeur normale du fond de l'œil, et la blancheur normale de la muqueuse de l'oreille interne. Chez ces derniers, il n'y a pas obstacle considérable à l'apport du sang artériel dans la tête, il n'y a pas obstacle absolu au départ du sang veineux de la tête, puisque la circulation sanguine reste libre. Et dès lors, si les indications fournies par le raisonnement et si les lésions trouvées chez des chiens se confirment pour l'espèce humaine, nous posséderons en eux des indices bien plus sûrs que les ecchymoses sous-pleurales, qui nous permettraient de dire que tel pendu a été préalablement suffoqué et qu'il s'agit d'une victime et non d'un suicidé.

Ne retenez de tout ceci, Messieurs, qu'une hypothèse, qu'une indication pour des investigations ultérieures. C'est l'avenir qui dira si oui ou non j'ai eu quelque raison de m'attarder dans ces considérations, inspirées d'ailleurs par une saine physiologie.

Conclusions. — Par ce long travail qui a dû plus d'une fois fatiguer votre bienveillante attention, je crois avoir indiqué les côtés faibles de la question des ecchymoses sous-pleurales au point de vue médico-légal ; j'ai cherché à m'éclairer par des expériences et je vous ai rapporté le résumé de mes recherches. Je dois maintenant formuler les conclusions auxquelles je me suis trouvé conduit, et vous prier de les discuter. Voici, je crois, ce que l'on peut actuellement formuler :

1° En médecine légale, les ecchymoses sous-pleurales seules, ne sauraient avoir aucune valeur, trop de conditions spontanées anciennes ou récentes, indépendantes des causes de la mort pouvant y donner naissance.

2° Les ecchymoses sous-pleurales se rencontrent dans les asphyxies violentes par pendaison, strangulation, submersion, étouffement par écrasement du thorax, et par suffocation, mais à des degrés un peu différents.

3° Ces ecchymoses à degrés différents ne peuvent prendre une valeur quelconque qu'autant qu'elles seront accompagnées d'un grand nombre de signes qui tous concourront à indiquer tel ou tel genre de mort, et dès lors on peut dire, en faisant encore des réserves s'il s'agit d'individus très-jeunes, que les ecchymoses *très-nombreuses* indiquent la suffocation, *un peu moins nombreuses* la strangulation, *un peu moins nombreuses encore* la pendaison, ce qui revient à dire qu'en aucun cas on ne pourra solidement s'appuyer sur ces lésions pour déterminer le genre de mort.

4° Les ecchymoses sous-pleurales sont toutefois l'indice d'une mort rapide et violente, que la violence soit extérieure ou intérieure à l'organisme.

PARIS. — IMPRIMERIE DE E. MARTINET, RUE MIGNON, 2